CONSIDÉRATIONS SUR LE PRONOSTIC

DE

L'ATROPHIE PAPILLAIRE

PAR

Le Dr Paul BERGOUGNOUX

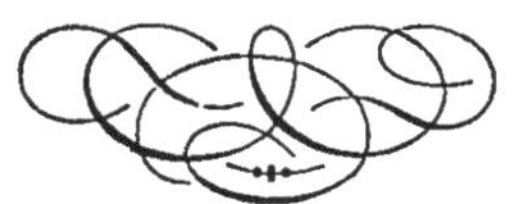

LYON

IMPRIMERIE NOUVELLE

52, Rue Ferrandière, 52

—

1885

AVANT-PROPOS

Que deviennent les malades atteints d'atrophie papillaire, quelles sont les causes qui peuvent modifier le pronostic de cette affection oculaire débutant sans grand fracas, mais si grave au fond puisque, si dans tous les cas l'existence n'est pas directement menacée, une fonction aussi importante que la vision est toujours fort compromise ?

Ces points de la pathologie oculaire nous ont paru d'autant plus dignes de recherches qu'ils sont l'objet de demandes réitérées, surtout quand l'altération papillaire dure depuis longtemps malgré des traitements successifs et prolongés. Le malade impatient s'inquiétant de son état, cherche à connaître son avenir.

Certes, la réponse est, en général, très délicate, car chaque mot est pesé à sa valeur *maxima*.

En oculistique, il est rare que l'on ait à se pro-

CONSIDÉRATIONS SUR LE PRONOSTIC

DE

L'ATROPHIE PAPILLAIRE

PAR

LE Dr PAUL BERGOUGNOUX

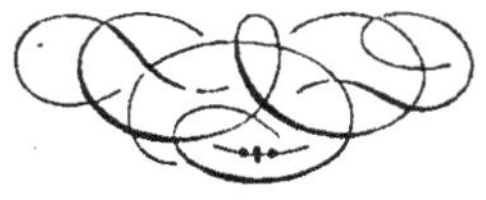

LYON

IMPRIMERIE NOUVELLE

52, Rue Ferrandière, 52

1885

CONSIDÉRATIONS SUR LE PRONOSTIC

DE

L'ATROPHIE PAPILLAIRE

nóncer sur la vie, les malades n'attachant pas à leurs troubles visuels une aussi longue portée, ne songeant pas qu'ils peuvent être les avant-coureurs d'états pathologiques tels que l'ataxie locomotrice, la paralysie générale, le ramollissement cérébral, etc.

Ces rapports sont trop éloignés pour être perçus par le vulgaire.

Mais qu'adviendra-t-il de la vue?

Telle est la question à laquelle on a journellement à répondre. Du moment où l'on en possède la plupart des éléments, est-on à même de porter un pronostic toujours sûr? Non.

L'homme est ondoyant et divers, a dit Montaigne. Ces paroles, que cet écrivain appliquait à l'esprit humain, ne sont pas moins applicables à l'organisme. De là, les difficultés inhérentes à la médecine. Chacun imprime à ses maladies une marche et quelques caractères particuliers. Là est l'origine de la tendance actuelle à ne plus voir des *maladies* à traiter systématiquement, mais des *malades* dont le tempérament, la constitution imposent une thérapeutique différente et modifient les indications pronostiques. Ajoutons que des influences extérieures multiples apportent d'autres complications, et l'on avouera qu'avec de telles données éminemment variables, le problème du pronostic est bien difficile à résoudre.

Aussi nous garderons-nous, même avec l'appui de notre statistique, de poser des conclusions absolues. Nous nous estimerions heureux si les quelques matériaux que nous présentons sur le pronostic de la dégénérescence atrophique de la papille pouvaient plus tard servir à ceux qui désireront entrer dans cette voie avec de nouveaux documents.

C'est en accumulant les probabilités que l'on s'approche le plus de la certitude.

Avant d'entrer en matière, qu'il nous soit permis d'adresser à notre maître, M. le professeur Gayet, l'expression de notre vive gratitude pour l'obligeance avec laquelle il nous a fourni les matériaux de notre travail.

Que M. A. Masson, Chef de Clinique ophtalmologique à la Faculté, reçoive nos sincères remerciements pour son utile concours qui ne s'est pas un instant ralenti.

CONSIDÉRATIONS SUR LE PRONOSTIC

DE

L'ATROPHIE PAPILLAIRE

CONSIDÉRATIONS GÉNÉRALES

Avant d'analyser en détail la statistique qui forme la base de notre thèse, de la disséquer, pour ainsi dire, afin d'étudier séparément les différents facteurs qui peuvent avoir une influence sur la terminaison de l'atrophie papillaire, nous croyons nécessaire de jeter un coup d'œil d'ensemble sur toutes les observations que nous avons pu réunir.

Si, chez quelques-uns de nos malades, la dégénérescence atrophique du nerf de la deuxième paire constituait une affection idiopathique parfaitement localisée, plus souvent elle dénonçait une affection plus profonde, préexistante ou à venir, dont l'ophtalmoscope ne nous montrait qu'un symptôme dans la sclérose de la papille.

Dans d'autres cas assez nombreux, les troubles de la perception visuelle étaient simplement la conséquence d'une intoxication, ou bien résultaient de l'altération d'un organe voisin (hémorragie, ramollissement ou tumeurs du cerveau, etc.).

Enfin, dans des circonstances plus rares, nous avons trouvé la perte de la vue comme conséquence de perturbations du côté d'autres fonctions éloignées, fonctions menstruelles, par exemple.

L'atrophie de la papille, en général, pouvant donc être aussi bien un entité morbide qu'un symptôme, il est facile de prévoir que l'âge, le sexe et les habitudes des malades ont une grande influence sur le pronostic et la terminaison.

C'est en passant en revue toutes les causes modificatrices de sa marche qu'il nous sera possible d'établir les règles auxquelles elle obéit, règles qui, nous l'avouons, ne seront pas sans souffrir bien des exceptions. Cependant, quelquefois, le médecin sera en droit de donner un espoir de guérison à son malade, tandis que dans d'autres cas il sera amené à prévoir, sinon à prédire exactement, le genre de mort dont son client est menacé.

A la suite de nos recherches, nous avons été surpris tout d'abord du chiffre élevé d'atrophiques qu'il nous a été impossible de retrouver, parce qu'ils étaient morts depuis leur sortie de la Clinique.

Le taux de la mortalité qui frappe les malheureux atteints d'atrophie papillaire est en effet au-dessus de la moyenne, puisque sur un chiffre de quatre-vingt-deux nous n'en trouvons que soixante survivants après six ans.

De la comparaison de ces chiffres, il ressort que le °/₀ de la mortalité a été de 26,7, c'est-à-dire supérieur au rapport de 1 à 4.

Parmi les vingt-deux disparus, nous avons constaté que la mort était survenue à bref délai, au bout d'une période triennale au maximum, et chez des individus relativement jeunes, huit ayant moins de 40 ans.

Ce résultat ne nous a pas surpris, car il nous avait été signalé à la Clinique ophtalmologique. Il n'est pas relaté dans les revues et ouvrages d'oculistique que nous avons consultés.

D'ailleurs, le pronostic *quoad vitam* est négligé d'un commun accord ; on se borne généralement à dire que l'atrophie de la papille est une affection grave pour la vue, en ajoutant néanmoins qu'elle peut être le prodrome d'affections meurtrières, telles que la paralysie générale, l'ataxie, l'alcoolisme avec ses complications diverses, etc.

Dans les observations que nous avons parcourues chez les auteurs, il n'est presque jamais fait mention de la mortalité.

Aussi avons-nous dû nous baser sur nos seules recherches. Nous avons mis à profit les riches matériaux que possède la Clinique lyonnaise et que notre vénéré maître, M. le professeur Gayet, a bien voulu nous communiquer et laisser à notre disposition. Afin de les analyser et de les préciser davantage, nous avons commencé par rechercher l'adresse des malades qui s'étaient présentés à la Clinique pour l'affection qui nous occupe, depuis l'année 1877 jusqu'à 1883 inclusivement. Nous avons pris le plus possible de cas dans les années les plus éloignées du temps actuel, pour que, l'évolution de l'atrophie étant achevée, nous puissions avoir des résultats plus sûrs.

Lorsque les malades étaient domiciliés au loin, nous nous sommes adressés aux maires de leurs communes respectives. Quant à ceux qui faisaient partie de l'agglomération lyonnaise, ils ont reçu notre visite. Parmi ces derniers, beaucoup ont été introuvables, la clientèle des hôpitaux étant passablement nomade. Aussi, bien de nos démarches ont été infructueuses.

Nous n'avons pu donner à ce travail la forme habituelle et diviser notre sujet en chapitres égaux, étant donné l'influence tantôt à peine appréciable, tantôt très marquée des causes qui agissent sur la marche de l'atrophie et modifient sa terminaison. Dans certaines parties, nous avons dû glisser rapidement, dans d'autres, nous appesantir sur des détails.

Nous passerons successivement en revue :

1° L'influence du sexe ;
2°   —   de l'âge ;
3°   —   de l'étiologie ;
4°   —   de la marche ;
5°   —   du traitement ;

et nous résumerons brièvement, sous forme de conclusions, les faits principaux qui ressortiront de notre statistique.

Nous donnerons également les opinions des auteurs qui, sans s'être livrés à un travail d'ensemble, ont, par-ci par-là, dans des publications périodiques, produit des statistiques pour mettre en relief le pronostic prochain de la dégénérescence atrophique de la papille.

CHAPITRE PREMIER

INFLUENCE DU SEXE

De tous les auteurs classiques que nous avons consultés, M. Galezowski est le seul qui a indiqué, avec chiffres à l'appui, la fréquence plus grande de l'atrophie papillaire chez l'homme que chez la femme. « Sur 100 atrophies, écrit-il, les hommes figurent « pour 70 et les femmes pour 25. Cette proportion « se rapproche beaucoup de celle qu'on a établie « pour les affections cérébrales chroniques, telles « que ramollissement, sclérose, etc. »

En passant, nous signalons une erreur : il y a cinq malades dont il n'est pas fait mention. Mais cette inexactitude ne modifie guère le résultat, que nous conservons tel quel comme étant approximativement l'expression de la vérité.

Le sexe masculin est manifestement plus souvent atteint que le sexe féminin. Ce fait n'avait pas

échappé à de Græfe. Si nous décomposons nos
82 observations d'après les sexes, nous trouvons :

Hommes............ 63
Femmes............ 19

les dernières étant aux premiers, dans le rapport,
de 1 à 3,3.

Ce résultat n'est pas loin de cadrer parfaitement
avec celui obtenu par M. Galezowski. Là, les femmes
sont frappées d'atrophie dans le rapport de 1 à 2,8 ;
nous pouvons écrire de 1 à 3 sans crainte d'être
accusé d'abuser de l'élasticité des chiffres ; de notre
côté, nous faisons le sacrifice de nos 3/10 et adop-
tons définitivement le rapport de 1 à 3, que d'ailleurs
nous aurions eu si deux observations d'atrophie
d'origine hystérique n'avaient pas été rejetées
comme ne présentant pas assez de certitude.

On sait que cette origine est encore discutée par
les ophtalmologistes. Le cas de M\u1d50\u1d49 Etchevery,
pensionnaire de la Salpétrière, est peut-être le seul
où l'on ait trouvé, après bien des années, une
atrophie légitime. Nous regrettons que nos deux
malades n'aient pas été revues à la Clinique pour
constater de nouveau leur état. Toutefois, nous
avons appris que la vue est toujours très affaiblie
chez l'une et que la mort est survenue chez l'autre.

En cherchant la cause de cette moindre fréquence
chez la femme, c'est-à-dire en remontant à l'étiologie, nous avons constitué le tableau suivant :

		Hommes	Femmes
Origine idiopathique ou sans cause connue.		4	1
Tumeurs	Nasale (polype).........	1	»
	Cérébrales.............	4	2
Maladies constitution^lles	Tuberculose............	7	»
	Syphilis	4	2
Affections du système nerveux	Zona..................	1	»
	Ataxie................	6	1
	Périencéphalite.........	4	»
	Atrophie muscul. progressive	1	»
Hémorragies..........................		8	2
Maladies des yeux	Ophtalmie sympathique ...	2	1
	Choroïdite.............	2	2
	Névrite................	2	1
Diabète		1	»
Sénilité.............................		2	»
Fièvre typhoïde......................		»	1
Débilité		»	1 [1]
Traumatismes........................		3	»
Intoxications	Tabac................	2	»
	Alcool	9	2 [2]
Suppression de règles................		»	3
		63	19

Total   82

Bien que certaines causes assez fréquentes, telles
que les affections oculaires, primitivement localisées
sur d'autres régions de l'œil que le nerf optique, attei-
gnent également les deux sexes ; bien que l'homme
n'ait pas à redouter les fâcheux résultats qu'entraîne
parfois la suppression d'hémorragies périodiques, il

(1) Femme ayant eu 11 enfants en 10 ans.
(2) Une cuisinière et une fille d'alcoolique.

n'en est pas moins démontré qu'il est beaucoup plus souvent atteint que la femme. On peut aller plus loin et dire que, quand l'atrophie est symptomatique d'une altération du système nerveux central, elle semble presque toujours être spéciale à l'homme.

La statistique ne fait alors que mettre en évidence des faits qui sont la conséquence fatale d'excès de toute nature et surtout de l'abus des alcooliques.

Il ne paraît pas, en effet, que la différence entre le nombre d'hommes et celui des femmes tienne à ce que leurs systèmes nerveux n'ont pas la même résistance, puisque nous voyons chez une jeune femme un exemple d'atrophie consécutive à une fièvre typhoïde, tandis que rien de pareil n'a été signalé sur les 63 cas observés chez l'homme.

Les traumatismes sont également réservés aux hommes, leurs occupations spéciales les prédisposant naturellement aux accidents de toutes sortes, et aux enfants de 7 à 15 ans qui recherchent les jeux périlleux, qui sont turbulents et capables de mille imprudences. Deux de nos observations sont relatives à cette période de la vie.

La tuberculose, la syphilis et les tumeurs cérébrales affectent plus particulièrement le sexe masculin, sans que toutefois le sexe féminin jouisse d'une immunité absolue.

Les hémorragies cérébrales, constatées huit fois chez l'homme et deux fois seulement chez la femme, nous pouvons en conclure que, si certaines affections cardiaques et vasculaires jouent un rôle égal pour les deux sexes, la différence qui les sépare doit être mise au compte d'un autre facteur déjà signalé : l'alcoolisme et les dégénérescences dans la structure des artères qui en sont la conséquence.

Un fait qui est bien reconnu, c'est que le sexe masculin paye un plus large tribut que le sexe féminin à la paralysie générale et à l'ataxie locomotrice.

Nous sommes en droit d'avancer une opinion identique au sujet de l'atrophie musculaire progressive dont les fatigues musculaires exagérées sont une des causes les mieux démontrées.

Or, comme souvent l'atrophie papillaire précède, accompagne ou suit ces état morbides, la fréquence chez l'homme en sera augmentée d'autant.

Est-il besoin d'ajouter que l'intoxication nicotique est l'apanage de l'homme, du moins en Europe, et que, par conséquent, c'est chez lui seulement que nous trouvons ce genre d'atrophie encore pas mal contesté.

Le sexe a-t-il une influence sur la terminaison ?

Examinée à ce point de vue, la question est résolue par le tableau suivant :

	Hommes	Femmes
Guéris	3	3
Améliorés	9	3
Etats stationnaires	34	8
Morts	17	5

Ces données comparées au chiffre total des malades vont nous fournir :

5 0/0	d'hommes	guéris	et 14 0/0	de femmes
14 0/0	—	améliorés	et 24 0/0	—
54 0/0	—	états stationnaires	et 38 0/0	—
27 0/0	—	morts	et 24 0/0	—

En d'autres termes, si la maladie frappait également les femmes et les hommes, les premières auraient encore l'avantage de donner un chiffre plus élevé d'améliorations et de guérisons, le taux de la mortalité étant à peu de chose près égal, quoique un peu supérieur cependant chez les hommes.

Au chapitre de l'étiologie, nous trouverons l'explication de ces faits et notamment du 14 $\%$ de guérisons dues en totalité à des atrophies consécutives, à des troubles menstruels.

CHAPITRE II

§ I

L'atrophie du nerf optique que nous avons vue
respectant davantage un sexe, choisit-elle plus volon-
tiers ses victimes à un âge ou à un autre ? C'est ce
que va nous montrer la répartition de nos 82 cas en
séries de dix années. Nous avons trouvé :

De 1 à 10 ans...........	5 cas
10 à 20 »	9 »
20 à 30 »	10 »
30 à 40 »	14 »
40 à 50 »	18 »
50 à 60 »	19 »
Après 60 »	7 »
Total........	82 cas

Ainsi la fréquence de l'atrophie croît avec le
nombre des années. La progression que nous offre
notre statistique est certes peu prononcée en appa-
rence. Mais si nous tenons compte du nombre de

personnes éliminées au bout de chaque période décennale, il sera facile de voir qu'elle est très marquée en réalité. La sclérose de la papille est donc une affection de l'âge mûr.

N'est-ce pas aussi à cette époque de la vie que surviennent les dégénérescences diverses qui constituent suivant leur siège et leur nature, ici, l'ataxie locomotrice, la sclérose en plaques, la paralysie générale, etc...; là, le sarcome, le cancer avec ses variétés? N'est-ce pas au terme de cette période que les femmes ont à affronter les dangers de l'*âge critique* ?

La vue des adolescents est moins menacée d'amaurose par atrophie papillaire que celle des adultes, et celle des adultes moins que celle des vieillards. Peut-on en dire autant de la vie à ces différents âges?

Si nous consultons le tableau qui suit, nous voyons que la mortalité augmente avec les années. Cependant il n'y a pas parallélisme. De 30 à 40 ans, le taux des morts s'élève subitement, puis baisse de 40 à 50 pour se relever beaucoup à partir de 50 ans et suivre une ligne ascensionnelle jusqu'au delà de 60.

Est-ce bien là l'exacte vérité? Doit-on accuser seulement l'atrophie papillaire de la mort de nos sexagénaires et plus? Non. Il y a un autre facteur dont l'influence est immense : c'est l'âge.

Si, au contraire, nous prenons les jeunes atrophiques, nous trouvons que leur mortalité est forte relativement à la vitalité dont ils sont doués. C'est qu'à cette période de la vie, l'atrophie papillaire est le symptôme d'affections très graves, le plus souvent

mortelles, telles que la méningite simple ou tuberculeuse, les tubercules cérébraux.

A l'âge viril, c'est-à-dire de 30 à 40 ans, où
l'homme est dans la plénitude de sa vigueur, le taux
de la mortalité monte à un chiffre relativemeut élevé.

En sorte que, si nous considérons à sa juste valeur
la résistance vitale de 1 à 40 ans, nous sommes en
droit d'admettre que les jeunes gens payent à la
mort un tribut aussi lourd que les vieillards à la suite
de la dégénérescence des papilles. Ils ont donc
perdu une grande partie du bénéfice de leur âge.

L'âge ayant une influence, comme nous venons de
le voir, sur le °/₀ de mortalité de chaque série, il
était naturel de supposer que cette même influence
devait se faire sentir également sur la marche.

Nous n'avons donc pas été surpris de trouver entre 40 et 60 ans le plus grand nombre des atrophies
dont la marche progressive préparait le °/₀ de mortalité sur lequel nous avons précédemment appelé
l'attention.

En groupant par âges les cas de guérison, d'amélioration ou d'aggravation, etc., que nous avons
réunis, nous obtenons les résultats suivants :

Ages	Guéris	Améliorés	Et. stationnaires	Aggravés	Morts	Total
1 à 10	»	»	4	»	1	5
10 à 20	2	1	3	1	2	9
20 à 30	1	2	5	1	1	10
30 à 40	»	2	6	2	4	14
40 à 50	2	3	3	7	3	18
50 à 60	1	1	5	4	8	19
60 à etc.	»	»	2	2	3	7
Totaux	6	9	28	17	22	82

Ce tableau nous démontre que :

1° De 1 à 10 ans on voit, sur cinq cas, quatre fois l'état stationnaire se maintenir, mais de guérison ou d'amélioration, néant. Dans le cours de ce travail, nous verrons de quelle manière le chirurgien peut pronostiquer la terminaison fatale, quand elle doit survenir ;

2° De 10 à 30 ans, apparaissent quelques cas de guérison. Ces atrophies étaient dues à des troubles de la menstruation, par conséquent, reconnaissaient une cause sur laquelle l'action thérapeutique est capable de se faire sentir. Mais le chiffre des malades dont l'état reste stationnaire ou s'est légèrement aggravé, atteint la moitié du chiffre total ;

3° Entre 30 et 50 ans, au moment où la mortalité augmente considérablement, nous trouvons un nombre relativement élevé de cas où l'aggravation est très marquée. Les améliorations sont rares et dues alors à la suppression de l'abus de l'alcool et du tabac ;

4° Entre 50 et 60, le nombre des malades dont l'état s'est aggravé a diminué, mais c'est la colonne des morts qui a profité de cette diminution ;

5° Après 60 ans, les atrophies les plus heureuses relativement à la terminaison laissent le malade dans un état stationnaire. Mais le chiffre des morts est, dans le rapport, de trois à quatre.

Si nous rangeons, suivant l'âge des atrophiques, les causes qui ont amené cet état pathologique de la papille, nous arrivons à dresser le tableau ci-après :

Relation des âges et de l'étiologie

Âges	?	Diabète	Ophtalmie sympath	Tumeurs cérébrales	Polype nasal	Trauma-tisme	Choroïdite	Ataxie	Paralysie générale	Atrophie muscul. progress.	Hémorra-gies	Névrite	Zona	Syphilis	Tubercu-lose	Fièvre typhoïde	Débilité	Sénilité	Aménor-rhée	Alcool	Tabac
1 à 10	»	»	»	»	»	1	1	»	»	»	»	»	»	1	2	»	»	»	»	»	»
10 à 20	2	»	»	»	»	1	»	»	»	»	1	2	»	1	2	»	»	»	»	»	»
20 à 30	»	»	1	»	»	»	1	»	»	»	2	»	»	1	1	1	»	»	2	1	»
30 à 40	2	»	1	3	»	1	1	2	»	»	»	»	»	1	1	»	»	»	»	2	»
40 à 50	»	»	»	1	»	»	»	4	1	»	2	»	»	2	1	»	1	»	1	4	1
50 à 60	1	1	»	2	1	»	1	1	3	1	2	1	»	»	»	»	»	»	»	4	1
après 60	»	»	1	»	»	»	»	»	»	»	3	»	1	»	»	»	»	2	»	»	»
Totaux	5	1	3	6	1	3	4	7	4	1	10	3	1	6	7	1	1	2	3	11	2

En ne nous attachant qu'aux points principaux, mis en lumière par le rapprochement de l'âge et de l'étiologie, nous voyons les tumeurs cérébrales n'apparaître comme cause de l'atrophie papillaire qu'après 30 ans. L'ataxie a ses déterminations morbides du côté du nerf optique, le plus fréquemment de 40 à 50 ans, mais il n'est pas rare de les observer plus tard, surtout si elles n'arrivent que consécutivement aux symptômes ordinaires de cette affection des centres nerveux ; et même alors que l'atrophie est l'avant-courrière du *tabes dorsalis*, qu'elle le précède de plusieurs années, elle peut débuter seulement après 50 ans.

Les traumatismes et les affections propres des autres parties constituantes de l'œil amènent l'atrophie à tous les âges. — Celle qui est la conséquence de troubles menstruels peut se déclarer à toute époque de la vie génitale active de la femme.

Ce n'est qu'à une époque avancée de la vie que nous trouvons les hémorragies cérébrales parmi les causes de cette sclérose de la papille. La plupart de nos malades avaient plus de 50 ans.

Nous en dirons autant de la paralysie générale dont l'action funeste sur la vue est assez tardive.

L'alcoolisme et l'intoxication par le tabac sont l'apanage de l'âge mûr, tandis que la tuberculose frappe avec le plus d'intensité les adolescents ; nos observations d'atrophie sont conformes à ces données relatives à l'âge.

La syphilis ne paraît épargner ni l'enfance, ni l'adolescence, ni la jeunesse et ni l'âge mûr. Dès qu'elle

a contaminé un organisme, elle suit ses phases avec
plus ou moins de rapidité et atteint la vue indifféremment. Il semble que chez un sujet jeune elle évolue
plus aisément, que ses périodes se succèdent à des
intervalles plus rapprochés. Ainsi avons-nous une
atrophie papillaire qui est un symptôme secondo-tertiaire, chez un enfant de moins de 10 ans.

§ II

Un œil est-il plus souvent atteint que l'autre ? Il
est bien difficile de l'établir. Dans la grande majorité de nos observations, nous avons remarqué que
les deux yeux ont été frappés à peu près indistincte-
ment et que la sclérose papillaire d'un côté ne tar-
dait pas à suivre celle de l'autre.

Mais, communément, les malades n'étant venu
demander des soins que le jour où, un œil faisant déjà
défaut, l'autre ne possédait plus qu'une vision insuf-
fisante pour l'exercice de leurs métiers, il était impossible d'avoir, dans la plupart des cas, des données
précises sur le temps que met l'affection à s'étendre
d'un nerf optique à son congénère.

En général, les deux yeux sont atteints simultanément, mais à des degrés divers ; ainsi, dans
les atrophies d'origine alcoolique, tabagique, tabétique, syphilitique, dans celles consécutives à la
fièvre typhoïde, au diabète, à la tuberculose, etc.

Cependant, 10 fois sur 82, nous avons trouvé, plusieurs années après le début de la dégénérescence d'une papille, l'autre préservée.

Sur ces 10 cas, 2 fois seulement l'O. D. avait échappé à la maladie; 8 fois l'O. G. était resté indemne jusqu'au moment où nous avons revu les malades.

L'étiologie n'est pas sans influence sur la persistance de l'unilatéralité.

Il est naturel de penser, en effet, qu'une hémorragie cérébrale, par exemple, qui, dans certains cas peut être assez localisée pour produire simplement la perte du langage, ou une monoplégie, peut aussi, dans d'autres circonstances, atteindre seulement un point quelconque du trajet des tubes nerveux qui se rendent à la rétine d'un même côté. Une tumeur cérébrale peut aussi n'intéresser primitivement qu'un nerf optique ; secondairement, les deux papilles s'atrophient par le mécanisme de la névrite optique ou bien de l'œdème, d'après la théorie du D\u1d63 Parinaud.

Il n'est pas surprenant de voir une maladie des nerfs telle que le zona ophtalmique n'affectant qu'une moitié du visage, entraîner l'atrophie papillaire de ce même côté, et laisser l'autre moitié saine aussi bien quant aux nerfs de sensibilité générale que quant à ceux de sensibilité spéciale.

Les 82 cas de notre statistique se décomposent ainsi :

a). — 71 fois les deux yeux ont été frappés de cécité presque simultanément, ou du moins, quand le malade s'est présenté à la Clinique, si le degré d'affaiblissement n'était pas égal, la sclérose était manifeste des deux côtés.

Une fois (dans un cas de traumatisme qui détermina une atrophie droite), l'O. G. a été pris 3 ans après, et l'on s'est trouvé en présence d'une ophtalmie sympathique, caractérisée par une atrophie optique accompagnée de douleurs périorbitaires intermittentes.

b). — 8 fois la dégénérescence papillaire est restée monoculaire. En groupant ces cas d'après l'étiologie, nous avons le tableau suivant :

Etiologie	O D	O G	Total
Arrêt de règles.......	1	1	2
Hémorragies.........	2	1	3
Zona...............	1	»	1
Syphilis.....	1	»	1
Sénilité	1	»	1
Total.....	6	2	8

Si nous nous en rapportions à ce tableau, il semblerait que l'O.D. a été atteint plus souvent que l'O.G. quand la lésion est restée unilatérale ; mais nous nous abstiendrons de tirer des conclusions en nous appuyant sur un si petit nombre d'observations ; les seuls enseignements que contienne ce tableau sont :

1° Que certaines lésions et certains troubles de fonctions (hémorragies cérébrales, aménorrhée, zona ophtalmique, etc.), peuvent amener une atrophie monoculaire ;

2° Que des affections générales peuvent aussi fournir des exemples analogues, mais qu'en thèse générale, l'atrophie est presque toujours double. La syphilis nous fournit un cas monoculaire ; c'est une exception.

Il y a deux malades que nous n'avons rangés dans aucune de nos catégories d'atrophies, soit binoculaires, soit monoculaires. Ce sont deux cas de sympathies. Or, s'étant montrés chez des personnes dont un œil avait été primitivement perdu par suite de traumatisme, il nous était également difficile de les placer, bien qu'elles fussent aveugles, dans la série des amauroses binoculaires. Nous avons dû les mettre à l'écart.

———

CHAPITRE III

§ I

Il ressort du tableau suivant, que la connaissance de l'étiologie de l'atrophie papillaire est certainement la principale base, non seulement du pronostic, mais encore du traitement à établir ; car tant que ce point restera caché, le médecin agira en aveugle et attaquera l'effet et non la cause ; en outre, il sera dans l'impossibilité de prévoir l'avenir du malade.

Du moment où l'origine est élucidée, tout change : bien souvent, certes, le traitement reste inefficace ; d'autrefois, on peut donner quelque espérance, au moins celle d'un état stationnaire et, dans quelques cas, celle d'une amélioration, plus rarement d'une guérison.

Vu cette importance, cette partie de notre travail mérite que nous nous y arrêtions et que nous lui donnions quelques développements. Aux conclusions qui découlent de nos observations, nous ajouterons les opinions exprimées çà et là dans les écrits ophtalmologiques.

	?	Diabète	Ophtalmie sympath.	Tumeurs cérébrales Polype nasal	Trauma-tisme	Choroïdite	Ataxie atrop. m. progress. périencé-phalite	Hémorra-gies	Néphrite	Zona	Syphilis	Tubercu-lose	Fièvre typhoïde	Sénilité Débilité	Aménor-rhée	Alcool	Tabac	Totaux
Guéris	»	»	»	»	»	»	»	3	»	»	»	»	»	»	3	»	»	6
Améliorés.	»	»	»	»	»	2	»	1	»	»	»	»	»	»	»	6	»	9
États stationnaires.	2	»	2	1	2	2	1	1	3	1	5	2	1	1	»	2	2	28
Aggravés.	3	1	1	1	1	»	5	»	»	»	1	»	»	2	»	2	»	17
Morts	»	»	»	5	»	»	6	5	»	»	»	5	»	»	»	1	»	22
Totaux	5	1	3	7	3	4	12	10	3	1	6	7	1	3	3	11	2	82

A). *Atrophie essentielle.* — Ici nous n'avons pas d'étiologie reconnue. Dans les cinq atrophies optiques où aucune cause n'a pu être relevée et que, pour cette raison, nous avons considérées comme étant essentielles, la marche progressive à été la règle avec une durée d'évolution variable. Dans la suite, l'étiologie n'a pu être constatée. Peut-être sommes-nous encore trop près du début? Peut-être dans quelques mois, ou quelques années verrons-nous la vérification de ce qu'a signalé M. Abadie, écrivant que l'atrophie essentielle précède souvent l'ataxie.

Ce pronostic s'est bien réalisé pour un de nos malades porté actuellement dans la colonne des atrophies tabétiques, chez lequel les premiers symptômes de l'ataxie n'ont apparu que huit ans après le début de l'atrophie. Dans l'intervalle, on ne devait penser qu'à une dégénérescence atrophique essentielle, idio-pathique.

B). *Atrophie diabétique.* — Cette variété de dégénérescence de la papille est rare. Sur 168 cas, publiés par M. Galezowski *(Journal d'Ophtalmologie, 1872)*, on ne le trouve que 4 fois. Cette rareté est encore relative aux cas de diabète. La glycosurie est une affection assez répandue ; elle se manifeste le plus souvent du côté des organes de la vision, sous la forme de rétinite spéciale ayant ses caractères propres. Les troubles visuels que celle-ci détermine précèdent de longtemps l'altération papillaire qui indique que le mal prend des racines de plus en plus profondes. C'est un accident grave en ce sens que trop souvent il apparaît à la dernière période de la maladie générale. (Mohammed Off.). Cette atrophie est progressive ; dès qu'elle a commencé elle ne rétrograde pas, mais sa marche est lente et présente des périodes d'arrêt en rapport avec celles que peut subir la glycosurie sous l'influence d'un traitement rationnel.

c). *Atrophie par ophtalmie sympathique.* — Les 3 cas que nous présentons ont eu une marche qui a été rapidement progressive, mais des énucléations pratiquées à temps l'ont arrêtée 2 fois.

L'autre malade, trois ans après son séjour à la Clinique, était dans un état voisin de la cécité et n'avait recueilli de l'énucléation d'autre bénéfice que celui de voir son affection avancer plus lentement.

D). *Atrophie par tumeurs cérébrales, par polype nasal.* — Ici, nous voyons la mortalité s'accroître, prendre des proportions considérables. La *nature* de la tumeur ne paraît avoir de l'influence que sur la durée ; quant au résultat final, il est toujours funeste. Nous réservons naturellement notre appréciation pour des tumeurs telles que le cancer, les gros anévrysmes, le gliôme, le sarcome et les tubercules. En effet, le pronostic est assez bénin quand il s'agit de ces tumeurs appelées *gommes* se développant, tantôt sur les méninges où elles constituent une pachyméningite gommeuse dont le symptôme principal est l'épilepsie jacksonnienne, tantôt enfin dans les parties centrales de l'encéphale.

Ces tumeurs reconnaissant une cause générale contre laquelle nous avons des armes suffisantes (mercure et iodure de potàssium), sont susceptibles de se résorber, de ne laisser aucune trace. Si elles n'ont produit que de la compression entraînant la névrite optique et consécutivement un début d'atrophie, on obtient une guérison complète. Mais s'il existe déjà des zones de destruction sur le trajet des tractus sensitifs qui vont de la papille aux centres de perception, la tumeur pourra bien disparaître, et la vue n'en sera pas moins définitivement perdue ou seulement affaiblie à un degré variable. Alors, le traitement aura servi à rendre l'affection stationnaire. Malheureusement, nous sommes impuissants contre les tumeurs que nous avons signalées tout d'abord. Aussi n'avons-nous pas retrouvé cinq de nos malades.

Des deux cas les plus récents (2 ans après la sortie de la Clinique), l'un nous fournissait une aggravation par marche progressive ; il s'acheminait aussi inévitablement que ses cinq prédécesseurs vers la même terminaison ; l'autre (cas du polype nasal), était dans une situation qui a semblé identique à son état lors de son séjour à l'Hôtel-Dieu. Cette dernière observation offre peu d'importance, car il peut se faire que le polype nasal ne soit qu'un accident concomitant de l'atrophie ; celle-ci étant indépendante de celui-là.

E). *Atrophie traumatique.* — Il est reconnu depuis fort longtemps que les traumatismes de la région périorbitaire amènent la perte de la vision. Hippocrate signale ce fait explicitement. Les mêmes conséquences ont été observées lorsque le traumatisme siégait sur des régions de la tête éloignées de l'orbite.

Le traumatisme est une cause fréquente d'atrophie papillaire. Il est signalé 22 fois sur les 168 cas qui forment la statistique étiologique de M. Galezowski ; ce qui revient à dire que 1/8 des atrophies reconnaît cette origine.

Le pronostic est généralement considéré comme très grave, et le D' Vieusse va jusqu'à écrire qu'il « est dans la plupart des cas impossible, non seulement de guérir le mal, mais de l'enrayer dans sa marche, car la terminaison générale de la maladie est la perte de la vue. » (*Recueil d'ophtalmologie*, 1875). Ainsi, pour lui, la perte de la vue serait fatalement au bout. Son opinion est malheureusement trop souvent confirmée et dans beaucoup d'observations que nous avons rencontrées dans les ouvrages d'ophtalmologie, la cécité absolue de l'œil atteint est la règle, et même parfois à une courte échéance.

Mais quelquefois l'atrophie, surtout lorsqu'elle est partielle, peut rester stationnaire tout le reste de la vie des malades et leur permettre de se conduire seuls et même de s'occuper de quelques travaux grossiers.

Rarement le processus suit une marche rétrograde. Il a plus de tendance à gagner l'autre œil. C'est ce qui a eu lieu pour nos malades. En plein traitement ou auparavant, l'œil jusque-là sain faiblissait, perdait de son acuité. Ainsi, alors même que l'œil le plus proche de la région contuse resterait longtemps seul frappé de cécité, il faut être prudent dans l'énoncé du pronostic relatif à l'œil sain et se rappeler la possibilité de la propagation du processus atrophique au nerf optique voisin.

Si nous nous en tenons seulement à nos trois observations, le résultat n'est guère encourageant.

La vision considérablement affaiblie dans tous les cas, n'a pas la moindre tendance à s'améliorer reste absolument stationnaire au point où elle était à la sortie de la Clinique, chez deux de nos malades, et tend à s'obscurcir de plus en plus chez l'autre.

f). *Atrophie consécutive à la choroïdite.* — Les atrophies consécutives à la choroïdite nous fournissent des résultats assez heureux : 2 améliorations et 2 états stationnaires. L'efficacité d'un traitement rationnel est ici évidente. Le succès dépend beaucoup du moment de l'intervention. Si le cas est récent, on peut espérer une guérison presque complète, mais le plus souvent on n'obtient que des améliorations plus ou moins prononcées. La possibilité des récidives de la choroïdite rend le pronostic éloigné passablement incertain.

g). *Atrophie dans les affections du système nerveux central (ataxie, périencéphalite diffuse, etc.).*— Ayant affaire à des affections qui par elles-mêmes entraînent un pronostic très mauvais, il n'est pas étonnant que nous trouvions dans notre colonne une mortalité bien supérieure à la moyenne, ayant atteint la moitié des cas.

De nos 12 malades, 6 sont morts, dont 2 dans un asile d'aliénés, privés de la vue et de l'intelligence, mettant ainsi en relief les conséquences néfastes de la paralysie générale.

Cinq fois, la maladie marchait vers l'issue fatale sans qu'il soit possible do prévoir l'époque de la terminaison, mais déjà l'ataxie était arrivée à sa *phase d'état* caractérisée surtout par l'incoordination motrice.

Une seule fois, la marche de l'affection paraissait enrayée depuis deux ans.

Et c'est dans l'espace de trois années environ qu'ont disparu nos six malades. Vu l'état des survivants, il y a peu d'espoir de les retrouver au bout d'une nouvelle période triennale.

Maintenant, voyons avec quelques détails, quel est l'avenir de cette catégorie d'atrophiques:

1° Nous avons un cas de sclérose papillaire qui a précédé de quelque temps l'apparition de l'atrophie musculaire progressive. Faut-il voir là un même processus s'étendant régulièrement, ou une simple coïncidence? Nous penchons vers cette dernière manière de voir.

Le pronostic devient alors celui de l'atrophie musculaire. Chez notre malade, la mort est arrivée deux ans après son passage à la Clinique ;

2° L'atrophie papillaire peut précéder ou suivre

le début de la périencéphalite chronique diffuse. Dolbeau l'a constatée deux fois au commencement de cette affection due à des excès vénériens ; les troubles visuels avaient devancé de plusieurs mois les manifestations paralytiques.

Nos quatres malades sont tombés consécutivement en démence. Déjà, de Grœfe avait signalé que souvent l'amaurose était un des prodromes de l'affection mentale.

Dès lors, la lésion papillaire ne constitue qu'un phénomène secondaire, tout l'intérêt se portant sur la maladie générale qui, après avoir fait sombrer les facultés intellectuelles et avoir perverti ou aboli la plupart des sens spéciaux, achève la destruction de l'organisme en attaquant les fonctions végétatives. Le pronostic ne peut donc être qu'excessivement grave et pour la vue, et pour l'existence, la paralysie générale n'étant pas susceptible de guérison ;

3° Ce sont assurément les relations existant entre l'atrophie papillaire et l'ataxie qui sont les plus intéressantes. M. Galezowski les constate 33 fois sur 168, et nous 7 fois sur 82. Les observations en sont nombreuses et chaque jour en apporte de nouvelles.

Si le fait est indéniable, le mécanisme de propagation est encore à l'étude. On doit cependant voir, de part et d'autre, le même processus, mais pouvant commencer ici ou là indifféremment. Il semble qu'il y ait une même impressionnabilité pour certains états morbides entre ces deux régions du myélencéphale, le nerf optique et la zone radiculaire postérieure (Duwez) ; aussi, sommes-nous tentés de considérer l'amaurose progressive, quand elle constitue à elle seule toute la symptomatologie, comme une forme fruste de l'ataxie.

En général, elle est suivie tôt ou tard des douleurs fulgurantes et de l'incoordination motrice, etc., et le professeur Charcot de dire : « Je suis très disposé « à croire, d'après ce que j'ai vu, que les amauroti- « ques chez lesquels l'atrophie progressive de la « papille est la cause de la cécité, n'échappent guère « à cette loi fatale. »

L'atrophie débute par un œil, d'abord. Dès qu'on l'aura constatée, on portera, en toute assurance, un pronostic défavorable *quoad cœcitatem*, car l'autre œil sera bientôt atteint par le processus dont la marche est uniformément progressive.

S'il existe concurremment de l'incoordination des mouvements, le pronostic général s'aggrave. En effet, est-il rien de plus déplorable que la position de ces ataxiques frappés de cécité ?

« Privés déjà de la facilité de coordonner les mou- « vements de leurs membres inférieurs, percevant « mal la résistance du sol et ne pouvant plus s'aider « de la vue dont on connaît l'influence sur la loco- « motion, la progression et la station leur devien- « nent fort difficiles et même extrêmement pénibles et « s'accompagnent des mouvements les plus désor- « donnés. » (Duchenne, de Boulogne.)

Cependant, il n'est pas possible de préciser la durée, car, bien que l'ataxie, qu'on a qualifiée avec raison de *progressive*, conduise inévitablement à la mort, le délai peut être de 10, 15 et même 20 ans.

La vie n'est donc pas immédiatement en jeu. Toutefois, il est certains faits qu'il ne faudra pas perdre de vue, puisqu'ils peuvent être d'une grande utilité. En effet, si peu de temps après l'abolition des fonctions visuelles, surviennent les douleurs fulgurantes, si la succession des phases de l'ataxie est rapide, le péril est imminent. Dans le cas où l'évolution est lente, l'existence n'est pas directement menacée.

Ceci ne s'adresse qu'aux amaurotiques chez lesquels l'atrophie tabétique a précédé les symptômes ataxiques. Ainsi, nous observons, en ce moment, un malade qui n'a accusé des douleurs fulgurantes que huit ans après le début de la lésion papillaire. Lorsque celle-ci se montre dans le cours de l'ataxie, elle constitue une circonstance d'autant plus aggravante que l'affection générale est plus avancée.

H). *Atrophie consécutive à des hémorragies.* — Les hémorragies peuvent agir sur la vision directement en intéressant un point quelconque du trajet des tubes nerveux qui vont former la deuxième paire, ou indirectement en amenant une débilité subite de toute l'économie, mais localisant spécialement ses funestes effets sur le nerf optique qui représenterait la *pars minoris resistentiæ*. C'est ainsi que des hématémèses, des métrorragies et des épistaxis abondantes ont déterminé l'atrophie papillaire bien caractérisée. Le Dr Landesberg de Philadelphie a publié trois observations qui nous paraissent concluantes et dont deux ne laissent pas le moindre doute sur cette étiologie. Malgré le traitement, la sclérose a persisté et même pris de l'extension.

Nous n'avons pas de cas semblable dans notre statistique ; nos observations sont relatives à des hémorragies de l'encéphale ou du nerf optique.

L'apoplexie cérébrale ne donne lieu à une atrophie de la papille que lorsqu'elle se produit dans les corps genouillés ou dans les tubercules quadrijumeaux. (Galézowski.) Cependant, nous croyons que les foyers hémorragiques peuvent avoir une sphère d'action plus étendue et faire sentir leur influence sur la vision lorsqu'ils siègent dans une partie de l'encéphale telle qu'ils compriment le nerf optique dans un point de son trajet.

Mais, suivant que les centres visuels seront en plein foyer hémorragique ou seront seulement compris dans une zone de compression, nous aurons des résultats pronostiques différents.

Dans le premier cas, l'atrophie sera incurable ; dans le deuxième, elle sera susceptible d'être améliorée par le traitement favorisant la résorption du sang épanché.

C'est le mécanisme reproduit sur une plus petite échelle, des hémiplégies *curables* ou *incurables* de Charcot, selon que la capsule interne est altérée ou simplement comprimée.

Le pronostic, néanmoins, doit être considéré comme très mauvais dans l'un et l'autre cas, non seulement pour la vue, mais encore pour l'existence, car une hémorragie cérébrale dénote un tel état des parois vasculaires, qu'une autre est prochaine ; celle-ci pourra bien être mortelle.

De nos dix atrophiques par hémorragies, cinq ont

succombé à la suite d'apoplexie cérébrale; antérieurement la cécité était arrivée à ses dernières limites.

Quand l'hémorragie siège dans le nerf optique ou qu'il y a embolie de l'artère centrale, on peut espérer le retour de la vision si le malade est jeune, car le pouvoir de résorption étant encore considérable, le sang rentrera souvent dans la circulation avant que les éléments nerveux aient trop souffert.

C'est ce qui a eu lieu chez trois de nos malades qui ont guéri ; un autre a eu son état amélioré ; un cinquième est resté dans un état stationnaire.

Il résulte, de cet exposé, que le pronostic est très grave quand on a affaire à une personne de 50 ans et au-dessus, et qu'il ne faut pas désespérer quand le malade est jeune.

1). *Atrophie consécutive à la névrite optique.* — Les résultats obtenus n'ont pas été satisfaisants. De nos trois malades, pas un n'a présenté une amélioration ; tous sont restés dans un état stationnaire. Dailleurs, nos observations sont en trop petit nombre pour nous permettre d'établir un pronostic. Mais, déjà, M. Galezowski a pu observer que $\frac{10}{100}$ seulement des atrophies par névrite optique s'améliorent ou guérissent. Ainsi, la statistique n'est guère encourageante. Pourtant les malades, après avoir perdu la vue pendant la période aiguë, peuvent recouvrer jusqu'à un certain degré les fonctions visuelles et les conserver quoique affaiblies durant le reste de leur vie.

J). *Atrophie papillaire à la suite du zona ophtalmique.*— L'unique observation qui est entre nos mains nous montre que l'état de la vision est resté stationnaire malgré l'intervention thérapeutique, et que longtemps des douleurs circumorbitaires assez intenses ont persisté au côté droit. La perte de la vue est restée monoculaire.

En dehors de notre statistique, nous produisons une nouvelle observation d'un malade actuellement à la Clinique. C'est le côté droit du visage qui a été le siège des manifestations du zona : gonflement et rougeurs de la peau et surtout douleurs très vives. A son entrée, il ne reste qu'un chémosis volumineux et des douleurs névralgiques ; mais la vue de l'O. D. est abolie. Le temps nous apprendra si la fonction sera récupérée.

Nous signalons ces deux cas avec intention, d'autant plus que, chaque fois, le diagnostic érysipèle de la face avait été porté. Et certes, il y a bien de quoi s'y méprendre, s'il n'existait un trait caractéristique : *ce pseudo-érysipèle n'a jamais franchi la ligne médiane du visage.*

Nous pensons que, fréquemment, l'atrophie papillaire a été attribuée à un érysipèle, alors qu'elle était due à un zona ophtalmique, sans que nous voulions exclure de l'étiologie de cette dégénérescence, cette maladie générale à déterminations inflammatoires du côté de la peau et des muqueuses.

K). *Atrophie syphilitique.* — La syphilis est une affection qui, dès qu'elle a envahi un organisme, en visite toutes les parties constituantes, depuis les plus superficielles jusqu'aux plus profondes et y apparaît tour à tour avec des manifestations fort diverses. Alors même qu'on s'est rendu maître de quelques accidents, on ne doit pas cesser toute vigilance, car elle est toujours là, menaçante, prête à frapper tel ou tel système suivant les phases de son évolution. Le système nerveux central et ce prolongement de l'encéphale, le nerf optique, ne sont pas à l'abri de ses coups, et même pour atteindre ce dernier elle a des mécanismes multiples : tantôt en produisant des tumeurs qui agissent sur le cerveau ou en déterminant une pseudo-paralysie générale; tantôt en donnant lieu à une choroïdite, et enfin en exerçant une action irritative sur le système circulatoire, d'où dépendra la formation d'une thrombose de l'artère centrale du nerf optique ou de tout autre rameau artériel arrosant une région originelle des tubes nerveux de cette deuxième paire.

Les atrophies papillaires qui reconnaissent un de ces mécanismes de production, rentrent dans l'une quelconque de nos séries déjà étudiées et ne nous occuperons pas davantage.

Mais l'action de la syphilis ne s'arrête pas là. Il existe encore des atrophies essentielles plus rares que les autres, et dont elle doit être regardée comme l'unique cause.

Alors la marche est rapide ; la cécité se déclare souvent au bout de peu de temps (8 à 12 mois). Elle doit être considérée comme très grave et presque toujours incurable. En effet, aucun traitement interne ne parvient à l'arrêter. L'iodure de potassium sur lequel on comptait, est resté impuissant. Les frictions mercurielles auraient pourtant donné quelques résultats. Cette terrible atrophie serait de nature intermédiaire aux accidents secondaires et tertiaires.

Néanmoins, M. Galezowski rapporte l'observation d'un enfant de 5 ans 1/2, chez lequel la dégénérescence de la papille coïncidait avec un chancre aux lèvres et l'engorgement des ganglions. Le mal suivit sa marche inévitable.

Cette atrophie est binoculaire. C'est bien là celle qui nous intéresse, celle qui a été constatée chez nos malades. Si elle n'a pas occasionné la perte de la vue dans un aussi bref délai que celui assigné plus haut, elle n'en a pas moins abouti toujours à un état déplorable de la vision. Si la plupart de nos cas sont rangés dans la série des états stationnaires, c'est qu'à leur sortie de la Clinique, ils étaient dans une situation voisine de la cécité. Du traitement, ils ne paraissent avoir retiré d'autre bénéfice que celui de se maintenir dans le *statu quo* pendant une période plus ou moins longue. Puis la syphilis reprenant toute sa puissance, l'altération des papilles allait de l'avant malgré une médication massive et prolongée.

Ainsi, cette atrophie est accompagnée du plus fâcheux pronostic et cela d'autant plus qu'elle frappe des individus jeunes encore, vigoureux, aptes à être utiles.

l). *Atrophie papillaire dans la tuberculose.* — Quand on constatera une dégénérescence atrophi-

que des papilles chez un individu présentant dans
tout autre organe des signes certains de tuberculose, le pronostic sera fort grave non seulement pour
la vue, mais encore pour l'existence. Ce dernier
devra être basé sur la période d'évolution de la
tuberculose ou sur sa marche aiguë ou chronique.
Quant à l'atrophie, sa guérison ou plutôt son amélioration exigeant déjà beaucoup d'efforts d'un organisme, la tuberculose en venant s'y greffer, indique un
profond degré d'épuisement qui n'ira qu'en augmentant
par le fait de l'action destructive de la maladie générale.
Donc, peu d'espoir. C'est bien ce qui découle de
notre tableau où nous voyons cinq fois la mort survenir sur sept atrophiques. Les deux survivants sont
restés dans un état stationnaire.

Ce n'est pas qu'on doive y voir toujours un rapport
de cause à effet. Non. L'atrophie paraît dans un cas
chez un jeune homme d'une vingtaine d'années, et
trois ans après il est emporté par la tuberculose pulmonaire aiguë ; deux fois nous avons affaire à des
bronchites chroniques.

Mais où la relation est manifeste, c'est dans deux
cas de méningite tuberculeuse ; la tuberculose ménin-
gée agit sur la papille de même que les tumeurs cérébrales. Elle a occasionné deux fois la mort ; deux
autres fois l'état semble devoir se maintenir stationnaire, mais il a coïncidé chez un malade avec une
paraplégie incurable.

м). *Atrophie consécutive à la fièvre typhoïde*. —
A la suite de maladies épuisantes telles que l'impa-

ludisme, le typhus, les diarrhées chroniques, etc.,
on a constaté des atrophies papillaires. Dans cet
ordre, nous trouvons la fièvre typhoïde, cette affection qui est capable de troubler si profondément la
nutrition et d'amener des lésions dégénératives de
tous les organes. Celles des centres nerveux sont, en
général, peu marquées ; mais si la diminution de l'ap-
port du sang et de sa qualité persiste trop longtemps,
si la nutrition a trop souffert, l'atrophie peut s'établir définitivement et la vue être compromise pour
toujours. C'est ce qui s'est passé chez notre malade
dont l'état est resté stationnaire depuis son départ
de la Clinique ; notre conviction est qu'il n'y aura
pas d'aggravation, puisque la cause a déjà cessé.

N). *Atrophies consécutives à la sénilité et à la débilité.* — Nous ne ferons que citer les deux cas dont
l'un est dû à la vieillesse et l'autre à une cause très
débilitante, les grossesses répétées. Pour le premier,
le pronostic relatif à la vue ne peut être que défavorable, car la cause est inéluctable ; pour le second,
il reste l'espoir de venir efficacement en aide à un
organisme fatigué, et d'arrêter le processus atrophique, sinon de le faire rétrograder.

O). *Atrophie consécutive à des troubles menstruels.*
— C'est un fait reconnu que la perturbation des fonctions de la matrice amène des altérations plus ou
moins prononcées du côté de la vue. Andral avait
déjà signalé des cas de cécité à la suite de suppression des règles et le retour de la vision grâce à leur

rétablissement, en sorte que l'atrophie a rarement le temps de se constituer avant que l'on ne puisse intervenir, et d'ailleurs, alors même qu'elle aurait commencé, le pronostic est favorable. Dès trois cas que nous apportons, pas un seul ne s'est départi de la guérison. Là est l'explication du chiffre élevé de guérisons que nous avons chez la femme, en comparant la terminaison suivant les sexes.

Cependant, il y a des cas où le pronostic doit être réservé. Bien que nous ayons un cas guéri chez lequel l'atrophie est survenue à l'époque de la ménopause, nous sommes enclins à regarder cette condition comme aggravante, car on ne peut plus compter sur le retour d'une fonction qui disparaît définitivement. De même, toutes les fois que l'intervention aura été tardive

p). *Atrophie alcoolique.* — Dans notre statistique, l'alcoolisme est à la tête des causes déterminantes de l'atrophie papillaire par le nombre des cas, tandis qu'il ne vient qu'au quatrième rang, après les traumatismes, l'ataxie et les causes cérébrales, dans celle de M. Galezowski. Nous pensons qu'il l'emporte de beaucoup plus qu'il ne le paraît de prime abord, car on doit lui attribuer bien des atrophies que l'on range dans les colonnes étiologiques : hémorragies, periencéphalite, etc. C'est qu'alors on s'est arrêté à mi-chemin dans la recherche de la causalité.

Le pronostic de cette atrophie de la papille est-il bien grave ?

Nos onze cas nous amènent à le considérer comme relativement favorable. C'est dans cette catégorie que nous trouvons le plus grand nombre d'améliorés. Il y a quelque chose de particulier et de très favorable dans la nature de cette dégénérescence, c'est qu'elle marche ordinairement très lentement, devient stationnaire et reste souvent pendant des mois et même des années sans aucun changement, surtout si le malade se soumet à un régime sévère et s'abstient pendant de longs mois de boissons alcooliques (Galezowski). Ainsi, nous voyons à quelles conditions est dû le maintien des améliorations obtenues. Persisteront-elles? Nous ne l'affirmerons pas, car le buveur sans cesse poussé par la funeste passion qui le domine, revient à ses habitudes détestables et neutralise tous les bons effets qu'il a pu retirer du traitement et surtout des conseils du médecin s'érigeant en moraliste. Dès lors, il n'y a pas lieu de s'étonner de la remarque faite par Hutchinson, que les buveurs se comptent en grand nombre parmi les aveugles par atrophie papillaire. Ce sont eux qui, avec une ardeur digne d'un meilleur but, aspirant à descendre jusqu'aux derniers degrés de la déchéance organique et morale, vont peupler les hospices d'incurables et d'aliénés. Et chaque jour nous montre de tels faits par centaines. Supprimez l'alcoolisme! du coup, vous supprimez de nombreuses pages et des plus tristes à l'histoire pathologique de l'humanité!

En définitive, connaissant la difficulté avec laquelle on parvient à déraciner une habitude aussi tenace, et sachant que l'atrophie du nerf de la deuxième paire est sous sa dépendance, on portera un pronostic réservé. *Pas de guérison avec la continuation des excés alcooliques.* A la suite du traitement et de l'abstinence, l'atrophie peut subir un arrêt et même suivre une marche rétrogade. C'est ce qui est arrivé chez six de nos malades, en qui la crainte de la cécité avait été assez forte pour modifier leurs mauvais penchants. Puisse cette crainte salutaire ne pas s'envoler avec la disparition des troubles visuels et ne pas permettre un retour offensif de la maladie ! Alors ces résultats heureux pourront devenir définitifs.

Dans le cas contraire, le pronostic s'assombrit. Chez deux de nos malades, l'aggravation est manifestement due à leurs habitudes invétérées.

Mais là ne s'arrête pas notre pronostic. Il nous est possible alors de prévoir une terminaison fatale dans un temps relativement court, non pas tant par le fait de l'atrophie papillaire elle-même, que par une des multiples complications de l'alcoolisme. C'est une pneumonie chronique des buveurs qui a occasionné la mort d'un de nos atrophiques.

Cette mortalité est bien plus élevée dans une statistique de 63 cas d'amblyopies et d'amauroses alcooliques, publiée par le Dr Romiée, dans le *Recueil d'ophtalmologie*, année 1881, et dont nous donnons le résumé :

11 morts de *delirium tremens*, de pneumonie chronique, de paralysie générale, de cirrhose hépatique : la plupart de 1 à 2 mois, 1 douze mois, 1 deux ans après le traitement ;

5 aggravés ;

3 stationnaires ;

17 améliorés ;

13 guéris ;

14 qui n'ont pas suivi de traitement parce
     qu'ils se sont dérobés.

Ces chiffres se passent de commentaires. Et cependant, chez tous ces malades, l'atrophie n'avait pas débuté. Elle n'a été constatée que 39 fois. Chez les autres, il existait de l'hyperhémie ou bien les papilles étaient encore normales. Cette variété de dégénérescence papillaire semble destinée à nous dévoiler avec quelle intensité un organisme est atteint.

Cette débilitation générale, déterminée par l'alcool, peut-elle retentir sur la vue des descendants? Cette question nous est venue à l'esprit à la lecture d'une observation d'atrophie papillaire ayant débuté chez une fille de 25 ans environ, dont un frère avait été identiquement atteint à 24 ans. Il y avait des antécédents paternels alcooliques au premier chef. Nous livrons ce fait tel qu'il est ; s'il a quelque valeur, à d'autres de le faire ressortir avec l'appui de nouvelles observations.

Q). *Atrophie nicotique*. — Le tabac a deux fois été la cause de l'atrophie et deux fois l'atrophie a laissé aux malades une vision bien diminuée. Certes, nous ne pouvons pas baser notre pronostic sur ces deux seules observations, mais grâce à celles que nous avons rencontrées dans diverses publications, des conclusions seront possibles.

Hutchinson *(Ophtalm. Hosp. Reports.*, mai 1876)
a pu suivre 64 malades, et chez 48 il a constaté une
guérison complète ou une amélioration considérable.
Sur ce nombre, 31 avaient quitté l'hôpital dans un
état satisfaisant ; chez les 17 autres, le traitement
avait été insuffisant.

Parmi les 16 malades non guéris, nous trouvons
4 états stationnaires, 7 cas aggravés, et enfin
5 aveugles. Le pronostic de l'atrophie papillaire
nicotique est donc assez favorable. La cécité complète ne survient qu'exceptionnellement. Si l'intervention a été précoce, si le malade a la ferme volonté
de s'abstenir de fumer, on peut compter sur une
prompte amélioration et même la guérison. Celle-ci
est bien douteuse quand l'atrophie a déjà commencé.
Alors la *restitutio ad integrum* nous paraît impossible. Nous ne pensons pas que des éléments nerveux
dégénérés puissent recouvrer leurs fonctions. Mais
il reste une espérance : celle d'arrêter l'atrophie dans
sa marche et de préserver les parties saines. La vision
sera affaiblie comme chez nos deux malades, le champ
visuel sera rétréci ou présentera des scotomes centraux, rarement excentriques, mais la part du sacrifice faite, on aura la tranquillité, pourvu que les conseils du médecin soient suivis, de voir cet état
demeurer stationnaire. Tel nous a semblé devoir
être l'avenir de nos deux fumeurs.

Il est un fait que nous tenons à signaler, vu son
importance pour le pronostic.

Le tabac n'est pas toujours le seul coupable. Le ni-
cotianisme et l'alcoolisme vont souvent de pair, ainsi

que l'a fait remarquer le docteur Hirschler (de Pesth).
Nous avons vu les résultats déplorables de l'intoxication alcoolique chronique. Aussi, sera-t-il nécessaire de bien fouiller dans les antécédents d'un malade, de ne pas trop se fier à un aveu d'excès
tabagiques, toujours mis en avant avec complaisance,
pour laisser dans l'ombre la vraie cause inavouable.

Dans cette double étiologie, nous croyons trouver
l'explication du pronostic grave porté par le docteur
Réau (thèse, Paris, 1878), sur l'atrophie papillaire
nicotique : « Si aux symptômes de congestion succèdent des phénomènes d'atrophie, au *bout de deux
ans*, il y a perte complète de la vision ».

La rareté relative au grand nombre de fumeurs,
de cette variété de dégénérescence des papilles, est
vraiment consolante. Sur 2,095 cas d'amblyopics
ou d'amauroses, le Dᵣ Martin n'a relevé qu'un
cas purement nicotique, et sur 824, un cas mixte
(alcool et tabac). Mais cette relation est certainement trop faible, surtout pour l'atrophie essentielle-
ment nicotique.

D'après les cas qui se sont présentés à la Clinique
de l'Hôtel-Dieu de Lyon, on peut en inférer qu'elle
est beaucoup plus forte.

§ II

INFLUENCE DE L'ÉTIOLOGIE SUR LE GENRE DE MORT

Cette influence est toute puissante ; à elle seule doit être rapporté le mode de terminaison de l'existence de nos malades. L'atrophie papillaire, par elle-même, a une action sur la vie assez insignifiante ; elle n'offre de gravité qu'autant qu'elle est le symptôme d'une affection plus ou moins sérieuse. Toutes les fois que nos recherches étiologiques ont été négatives et que nous avons été obligés de considérer la sclérose comme idiopathique, les malades ont été trouvés vivants. En général, elle est une lésion secondaire ; quand elle est primitive, elle n'est que le prélude d'une maladie plus profonde à venir, sur laquelle devra peser toute la responsabilité du désastre.

Les vingt-deux cas de mort de notre statistique se répartissent de la façon suivante, d'après l'étiologie :

Tumeurs cérébrales	5
Hémorragies	5
Ataxie locomotrice	3
Paralysie générale	2
Atrophie musculaire progressive	1
Tuberculose	5
Alcoolisme	1

A). *Tumeurs cérébrales.*—Il ne nous a pas toujours été facile de connaître exactement le genre de mort de nos malades porteurs de tumeurs du cerveau. Dans les renseignements que nous avons reçus, nous trouvons que la mort a été rapide. Ainsi, une jeune fille succombe dans la nuit, au retour d'un pèlerinage.

Chez un autre malade, l'issue fatale est précédée d'un ramollissement cérébral. Trois autres meurent subitement dans le courant de l'année qui a suivi leur séjour à la Clinique, mais les détails manquent sur les symptômes qu'ils ont présentés.

B). *Hémorragies.* — Le mode de terminaison qu'ont eu les malades de cette catégorie, n'a pas différé de celui qui suit ordinairement ces accidents de la circulation cérébrale. La plupart ont été frappés d'apoplexie et consécutivement ont conservé des hémiplégies ; une nouvelle attaque les a définitivement emportés. Un d'eux avait offert des signes d'aliénation mentale qui avaient nécessité son entrée dans un asile où la mort est venue le surprendre subitement. Un autre a été victime d'une embolie due à une affection cardiaque.

c). *Ataxie locomotrice.* — Deux cas ont trouvé la mort dans le dévelopement progressif de cette dégénérescence médullaire ; le troisième, accablé par les souffrances physiques dues à l'ataxie et par son infirmité croissante, s'est noyé. .

d). *Paralysie générale.* — Dans nos deux observations, l'affection des centres nerveux s'est terminée selon la règle : l'effondrement de l'intelligence avait suivi la perte de la vue et la mort peu de temps après était arrivée, enlevant l'un en pleine idiotie et l'autre atteint de folie.

e). *Atrophie musculaire progressive.* — Chez notre malade la dégénérescence a marché rapidement, puisque deux ans après son apparition à la consultation, il mourait dans un état squelettique par le fait de l'extension de l'atrophie aux muscles essentiels à des fonctions aussi importantes que la mastication et la respiration.

f). *Tuberculose.* — Un de nos atrophiques, jeune encore, est revenu, trois ans après, à l'Hôtel-Dieu où il est décédé à la suite d'une tuberculose pulmonaire aiguë. Chez deux autres, la diathèse tuberculeuse ayant eu son lieu d'élection dans les méninges, a déterminé une méningite spécifique qui a été fatale. Enfin, deux malades ont succombé consécutivement à des bronchites chroniques.

g). *Alcoolisme.* — Les atrophies papillaires de cette espèce se maintiennent le plus souvent dans un état stationnaire, mais l'alcoolisme n'en continue pas moins de produire dans les divers organes des altérations telles que la cirrhose hépatique, l'athérome des vaisseaux, la paralysie générale, etc., qui sont incompatibles avec la vie à une échéance plus ou moins éloignée. Le seul cas de mort que nous ayons à relever parmi les atrophiques alcooliques est dû à une pneumonie chronique des buveurs. C'est un attribut de cette intoxication de donner à toutes les affections aiguës des caractères de gravité exceptionnelle et de favoriser leur passage à l'état chronique.

Ces quelques exemples suffisent pour nous permettre de prédire approximativement quel est le genre de mort réservé à nos atrophiques qui ont dans leur effectif pathologique une des causes que nous venons de passer en revue. Quant à ceux qui reconnaissent une autre étiologie, il est bien difficile, pour ne pas dire impossible, de pronostiquer leur fin. Nous faisons une exception pour le cas dû au diabète qui a une marche bien définie, et qui ne se complique de l'atrophie papillaire qu'à une période avancée. Un traumatisme même léger, un anthrax, une pneumonie gangréneuse et encore plus souvent la phtisie pulmonaire ($\frac{43}{100}$ d'après Grésinger), ou bien la consomption, etc., pourront enlever ce diabétique.

CHAPITRE IV

INFLUENCE DE LA MARCHE

La marche de l'atrophie papillaire est lente ou rapide. L'un ou l'autre de ces deux caractères n'entraîne pas avec lui un pronostic exclusivement favorable ou mauvais. Si la rapidité, en général, implique une perte de la vue en peu de temps, la lenteur semble indiquer que la vie est plus particulièrement en jeu, car nous la trouvons dans les cas où la dégénérescence de la papille est le symptôme des affections cérébro-spinales, des tumeurs, de l'alcoolisme.

Aussi, pour connaître l'importance pronostique de la marche, est-il nécessaire d'apprécier exactement les troubles fonctionnels et leur mode de développement.

L'examen des limites du champ visuel et de l'état de la vision excentrique nous donneront des renseignements précieux. Un affaiblissement considérable de la vision périphérique est l'indice d'une vue menacée d'amaurose progressive, tandis que sa conservation intacte avec une acuité centrale diminuée, exclut presque entièrement l'éventualité d'un tel danger, surtout si depuis longtemps déjà la maladie existe. Mais quand celle-ci est récente il faut réserver son opinion.

La prudence est aussi de règle quand la vision périphérique présente un rétrécissement concentrique et proportionnel au trouble de la vision centrale, car une marche progressive est possible comme une guérison.

Mais quand l'abaissement de la vision périphérique est irrégulier, le pronostic est très grave ; grave encore quand des rétrécissements inégaux, latéraux du champ visuel apparaissent simultanément ou succesivement dans les deux yeux ; défavorable aussi, lorsqu'il y a coexistence de rétrécissements du champ visuel et de scotomes centraux.

Si, en dehors d'un scotome central et en discontinuité avec lui, il survient une diminution de la vision excentrique dans des directions déterminées jusqu'à la périphérie du champ visuel, on reconnaîtra un mode de développement de l'atrophie progressive (de Grœfe).

Avec une situation symétrique dans le champ visuel des deux yeux, de scotomes excentriques et avec un état normal de la vision périphérique dans leur direction, il n'y a pas lieu de craindre la cécité. Dans des conditions inverses, les troubles visuels indiquent assez fréquemment le début d'une affection amaurotique.

Enfin, dans les atrophies optiques dangereuses, la vision d'un œil est déjà gravement endommagée, quand la vue de l'autre œil commence à baisser.

La perte de la perception des couleurs a une grande valeur, car elle indique que le tissu nerveux a perdu la propriété de transmettre les impressions lumineuses colorées, qu'il est lui-même lésé. Dès lors, les chances d'amélioration diminuent.

Mais cette insensibilité chromatique n'est pas, de prime abord, universelle. Elle commence généralement avec le vert pour s'étendre au rouge, au jaune, et finalement au bleu. Cette perte successive, graduée du sens chromatique, sera un guide très utile pour l'appréciation de la marche de la maladie et, par conséquent, du pronostic. Cette dyschromatopsie est toujours un phénomène fâcheux pour la vue, alors même que les troubles du champ visuel sont le moins défavorables.

Les scotomes, dont le voisinage présente déjà une perception des couleurs affaiblie, sont destinés à s'étendre sur ces régions limitrophes. S'ils sont nettement limités, la vision est moins menacée, sans toutefois être hors de danger.

L'examen ophtalmoscopique, en nous montrant l'état des papilles optiques, leur changement de couleur, les altérations de leur transparence, leur excavation et le calibre de leurs vaisseaux, nous permettra de constater les progrès du mal et ensuite d'en prévoir la terminaison heureuse ou funeste. Une atrophie déjà très avancée, caractérisée par une coloration nacrée, grise ou bleuâtre des papilles, par cet aspect terne et froid, dont parle Jœger, par des artères amincies, ne peut laisser aucun espoir de la voir rétrograder. C'en est fait de la vue.

Lorsque l'atrophie papillaire est survenue consécutivement à une maladie aiguë, les espérances sont encore illusoires.

« Toutes les fois qu'elle se déclare et amène rapidement la cécité monoculaire et que, plusieurs mois après, le second œil se prend, le pronostic relatif à ce second œil est plus favorable que si le premier s'était perdu à la suite d'une atrophie à marche lente.

« Enfin, le pronostic le plus funeste frappe les formes d'amaurose dans lesquelles le premier œil se perd avec une lenteur qui varie de quelques mois à quelques années, tout en présentant les symptômes d'un rétrécissement en général irrégulier du champ visuel, d'une diminution de la vision centrale et d'une dégénérescence atrophique, tandis que le second œil, quelque temps après le début de la maladie du premier, rarement après sa perte complète, commence à s'affaiblir d'une manière analogue » (de Grœfe).

CHAPITRE V

Le traitement de l'atrophie papillaire pouvant être *général* ou *local*, nous devons étudier son influence à ces deux points de vue.

1° *Traitement général.* — Destiné à détruire la cause de la dégénérescence de la papille, il offre une grande importance, car du jour où ce but sera atteint, les éléments nerveux sains resteront tels et ceux qui seront en voie de perdre leurs propriétés, rentreront en possession de leurs fonctions non encore totalement abolies. Mais en tant que symptôme, cette atrophie est justiciable des traitements divers qui conviennent aux maladies causales dont les variétés rendent l'application de la thérapeutique fort difficile.

« Dans aucun mal, écrit de Grœfe, on n'a besoin
« d'une étude plus approfondie de l'individu que dans
« les amblyopies. Il faut considérer comme un véri-

« table abus, l'habitude qu'ont quelques médecins
« de prescrire aux malades de ce genre, après un
« examen rapide, un traitement déterminé et à pour-
« suivre d'après des principes généraux. »

Ceci nous montre combien sont étroitement enchaînés l'étiologie, le traitement et le pronostic. Mais, trop souvent, la cause étant bien connue, les ressources du thérapeute n'en restent pas moins insuffisantes, ou n'ont qu'une influence minime que quelquefois la négligence et la mauvaise volonté du malade neutralisent complètement.

L'atrophie papillaire remonte-t-elle à la glycosurie? Un régime et une hygiène appropriés pourront, en modifiant la déviation fonctionnelle de l'organisme, imposer à l'affection oculaire un halte-là plus ou moins prolongé et quelquefois un retour vers l'état normal.

Est-elle consécutive à des tumeurs cérébrales? Si nous excluons les tumeurs d'origine syphilitique, sur lesquelles notre action est réelle, nous ne devons plus compter sur le traitement. Le pronostic est très grave; la vue et la vie sont en danger.

Y a-t-il hémorragie dans le cerveau ou dans les gaines du nerf optique? La médication dérivative en favorisant la résorption du foyer dans un temps assez court, permettra aux tubes nerveux qui n'ont été que comprimés, de récupérer leur conductibilité. Quant à ceux qui ont été détruits dans un point de leur trajet, ils ont définitivement perdu leurs fonctions.

Est-ce une cause débilitante, telle que des pertes

sanguines abondantes (épistaxis, métrorrhagies, hématémèses, etc.) ? Un traitement tonique et un bon régime en reconstituant les forces du malade, rendront au nerf optique sa vitalité. Mais qu'on ne soit pas surpris d'avoir des insuccès.

Quand l'altération organique de la papille sera due à la suppression d'écoulements habituels, de sécrétions, on cherchera à rétablir les fonctions physiologiques. Des améliorations sensibles et durables et même des guérisons, seront la conséquence d'une thérapeutique rationnelle.

M. Galezowski vante les bons effets des vomitifs, surtout quand il y a des troubles gastriques dans l'étiologie de l'atrophie.

Lorsque celle-ci est due à une altération cérébro-spinale (ataxie, paralysie générale, sclérose en plaques, etc.), il n'est pas en notre pouvoir de faire varier le résultat final par un traitement général. Le nitrate d'argent préconisé par Charcot, Vulpian, Althaus, et la belladone employée par Trousseau, n'ont pas arrêté la marche progressive de ces affections et de leur complication papillaire.

Quant à l'atrophie optique d'origine syphilitique, elle est un accident secondo-tertiaire excessivement fàcheux, contre lequel la médication mercurielle et iodurée épuise en vain sa puissance. Nous n'avons pas trouvé un seul amélioré parmi nos malades. La cécité est de règle dans les observations que nous avons parcourues dans les thèses et diverses publications.

Est-ce un alcoolique ? La suppression de l'alcool

s'impose d'abord. Si cette condition n'est pas remplie, tous les moyens thérapeutiques échoueront. Ainsi, nous observons actuellement à la Clinique un alcoolique incorrigible. Il a passé par des alternatives d'aggravation et d'amélioration dues manifestement, tantôt à la persistance des mauvaises habitudes, tantôt à l'influence du traitement et du régime hospitalier. L'acuité égale aujourd'hui $\frac{2}{10}$, mais les premiers symptômes de la paralysie générale se sont déclarés.

Lorsque le traitement, bien suivi, a commencé d'augmenter la force visuelle, on peut compter avec certitude sur une amélioration progressive qui, parfois, se complètera, pourvu que le malade évite constamment les causes nuisibles. Mais s'il s'y expose de nouveau, soit par manque d'énergie, soit involontairement poussé par le besoin, il se manifeste une tendance prononcée aux récidives. Celles-ci peuvent revêtir un caractère plus grave que dans la forme primitive, et ainsi, des formes bénignes d'abord, sont susceptibles de se changer en amauroses réelles. A la Clinique de Lyon, il y en a plusieurs exemples.

Enfin, nous signalerons, comme capables de modifier le pronostic, le changement de climat, la navigation, la résidence au bord de la mer, au sommet des montagnes, et l'hydrothérapie, autant de moyens qui sont du domaine de l'hygiène générale et visuelle.

2° *Traitement local.* — En même temps que l'on s'efforcera de lutter contre la cause, on aidera les

éléments nerveux seulement en souffrance, à résis-
ter, et ceux qui seront déjà atteints, à recouvrer leur
constitution primitive, normale. C'est là le but du
traitement local qui a donné des espérances trop vite
infirmées par de nombreux échecs.

Ici, nous trouvons l'électrisation et les injections
de strychnine qui ont été tour à tour en faveur et
tour à tour ont donné lieu à des mécomptes.

M. Galezowski avoue que l'électrisation reste ordinairement sans efficacité et que l'on a pu croire à son effet curatif des amauroses, alors que l'on n'avait pas
d'ophtalmoscope pour vérifier le genre d'affection,
alors qu'elle était appliquée empiriquement. Nos quel-
quesmalades, qui ont été électrisés, n'ont pas présenté
d'amélioration. D'après Onimus, elle agiraitpourtant,
mais ses effets seraient limités au cas où il y a des
troubles de la circulation du nerf optique.

La strychnine divise encore davantage les ophtalmologistes. Tandis que Woinow, Haltenhoff,
Hippel, etc., la vantent hautement d'après leur pro-
pre expérience, dans l'atrophie tabétique même,
Nagel et plusieurs autres mettent en doute cette
action bienfaisante et M. Galezowski déclare que,
pour son compte, il n'a pas vu d'amélioration à la
suite des injections strychniques, que l'acuité visuelle
est restée la même, toutes les fois qu'il s'agissait
réellement d'atrophies du nerf optique.

Hippel rapporte, à l'appui de l'emploi de la strychnine, 26 atrophies améliorées sur 33 ; il la consi-
dère comme s'opposant à la marche envahissante de
l'affection et relevant extérieurement l'acuité visuelle.

Berger n'obtient que 9 améliorations sur 29 ; plus tard, il est moins heureux encore. Et depuis, les insuccès se multiplient de toutes parts.

Que conclure d'opinions si opposées ?

Eh bien ! nous pensons que si cet agent n'est pas une panacée des atrophies papillaires, il peut être utile dans certaines non encore bien établies, mais que l'expérience nous révélera, en excitant. les éléments nerveux, en augmentant leur vitalité, en les empêchant de dégénérer, en les tenant en éveil, pour ainsi dire, quand, simultanément, un traitement général s'adressera à la cause elle-même.

Il est un fait bien remarquable relaté dans plusieurs de nos observations : l'acuité visuelle est accrue momentanément après chaque injection, le champ visuel est élargi ; une demi-heure après, il ne reste plus rien de cette amélioration.

Ainsi cette substance est loin de mériter tous les éloges d'abord prodigués, puisqu'elle nous laisse désarmés alors que le pronostic est le plus grave, que la situation du malade est désespérée. On avait pensé que son action spéciale sur le tissu nerveux serait surtout sensible dans l'atrophie essentielle à marche progressive qui semble constituer, à elle seule, une maladie. Mais celle-ci n'en continue pas moins à évoluer pour aboutir finalement à la cécité. Tout au plus doit-on la considérer comme un secours secondaire dans les atrophies papillaires que des moyens thérapeutiques généraux peuvent heureusement influencer. Quand, après plusieurs injections, l'acuité n'a pas été manifestement modifiée, il est inutile de prolonger le traitement.

Citons les révulsifs (vésicatoires, sangsues, ventouses, cautères, etc.) qui ont rendu des services quand il s'agissait de dégénérescences papillaires consécutives à la choroïdite, à une hémorragie localisée dans le nerf optique, à une embolie de l'artère centrale, à une méningite, etc. — Si la cause est une ophtalmie sympathique, l'énucléation de l'œil primitivement malade est indiquée, mais à condition que l'atrophie du second œil soit récente.

« Enfin, il existe certaines atrophies à marche lente mais progressive, en présence desquelles le mieux est de rester inactif. Elles doivent constituer un *noli me tangere* pour le médecin sage et expérimenté, parce qu'il est difficile de faire du bien et trop facile d'accélérer le mal (de Grœfe) ».

CONCLUSIONS

I.—L'atrophie papillaire est accompagnée d'un pronostic toujours grave; elle menace directement la vue et indirectement l'existence, car elle est le symptôme d'un état général mauvais. Le taux de la mortalité chez les atrophiques est bien au-dessus de la moyenne.

II. — Le sexe masculin est plus souvent atteint que le sexe féminin, dans le rapport de 3 à 1. En outre, les guérisons et les améliorations sont en majorité fournies par les femmes.

III. — La fréquence de cette altération papillaire augmente avec l'âge. La mortalité ne suit pas une ascension tout à fait parallèle.

IV. — L'étiologie diffère suivant les périodes de la vie : la tuberculose, les tumeurs cérébrales, l'ataxie, l'alcoolisme, les hémorragies cérébrales et la paralysie générale prédominent tour à tour dans l'ordre où nous les plaçons, en partant de l'enfance jusqu'à la vieillesse.

V. — La gravité du pronostic relatif à la vue et à la vie tient à la maladie causale.

VI. — L'apparition de rétrécissements irréguliers du champ visuel, de scotomes mal limités, de la dyschromatopsie avec un aspect nacré, grisâtre de la papille, et la marche lente, mais progressive de la sclérose, sont des signes très fâcheux.

VII. — Tant que le traitement ne sera pas parvenu à supprimer la cause, l'atrophie marchera vers la perte absolue de la vision ; au cas contraire, il sera possible d'obtenir de l'amélioration et même la guérison si la dégénérescence est encore au début ; un état stationnaire, si elle est déjà prononcée.

Lyon. — Imprimerie Nouvelle, rue Ferrandière, 52.

9 782014 081336